NOTICE

SUR LA GOUTTE.

---

(1) Le prix du produit de la vente de cette Notice est pour les frais d'insertion aux Journaux, qui, comme chacun sait, se payent à raison de 1 fr. et 1 fr. 50 cent. la ligne.

Imprimerie de SETIER ,
Cour des Fontaines ,n. 7.

NOTICE
SUR LA GOUTTE,

SUR SA NATURE

ET SUR LA MANIÈRE DE LA GUÉRIR,

AINSI QUE

LES RHUMATISMES;

ET SUR UNE NOUVELLE

EAU COSMÉTIQUE

POUR LES BAINS,

PROPRE A LA CONSERVATION DE LA SANTÉ,

ET POUR L'USAGE DE LA TOILETTE EN GÉNÉRAL.

Par **LIEBER**, Chimiste, a Paris,

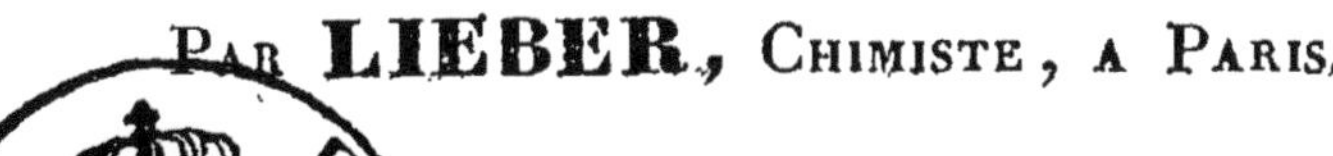

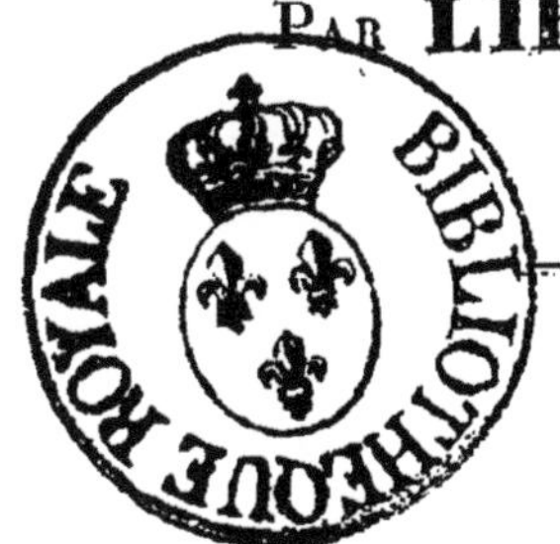

PARIS,

Chez { LADVOCAT, Libraire, au Palais-Royal.
{ MONGIE, boulevard des Italiens.

1828.

DE LA GOUTTE.

Depuis bien des siècles, peut-être, on s'est vainement occupé de découvrir une préparation efficace contre LES DOULEURS RHUMATISMALES, et spécialement contre la GOUTTE.

Le célèbre SYDENHAM a prétendu que cette dernière maladie commençait à l'âge de trente à quarante ans, sans aucune raison et en pleine santé. Nous croyons que c'est une erreur, et que, semblable à la foudre qui se forme de matières inflammables et de fluides électriques que l'ardeur du soleil fait élever de la terre, la GOUTTE provient de tout ce que le corps humain contient de plus infect, c'est-à-dire que la cause première part toujours d'un mauvais levain, des amers et parties salines des alimens mêmes, qui vicient le sang, souvent

par suite d'excès ou de certaines maladies né-
gligées ou traitées trop légèrement.

La goutte n'est autre chose que des larmes
aqueuses concrètes et répercussives, divisées en
particules fluides qui, à la moindre irritation, se
rapprochent, se resserrent et parcourent les articulations, entraînées par l'effervescence du sang,
jusqu'à ce qu'elles trouvent à se fixer dans quelques jointures, soit aux hanches, soit aux genoux,
soit aux vertèbres, au coude ou à l'épaule, etc.,
et dont les effets peuvent s'étendre jusqu'aux su-
tures des os du crâne.

Ces particules ainsi grossies excitent l'inflam-
mation de la partie où elles s'arrêtent, tant par
l'engorgement des veines qu'elles occasionent,
que par la lymphe qu'elles absorbent par leur
qualité dessiccative et quelquefois vénéneuse.

Les douleurs que ces particules ou larmes produisent, deviennent plus vives et plus brûlantes
à mesure qu'elles s'invétèrent.

Aux premiers accès se joint bientôt la contrac-
tion des nerfs, des muscles, et des crampes in-
supportables; si l'on ne remédie pas à temps au
mal, que l'on n'empêche pas que la concrétion
ne se solidifie, ne devienne tartareuse, plus sa-
line, plus mordante et plus inflammatoire, ces
larmes tuméfient insensiblement la tête des os,
les contournent et les tordent.

(7)

Enfin si ces larmes, qu'on a qualifiées de *larmes anomales*, entrent dans l'intérieur du corps et attaquent les viscères, leur ravage va croissant, et alors la position du malade devient plus inquiétante.

Cet état déplorable est quelquefois précédé de diarrhée, quelquefois de coliques cruelles, de dégoût des alimens, d'insomnies, de sursauts, et suivi d'apoplexies ou de toutes autres maladies foudroyantes, fermentées par le levain goutteux ou la goutte elle-même.

Pour remédier à ces maux, il fallait donc trouver des principes assez puissans, qui, par leur cohérence, pussent à la fois faciliter la circulation pleine et entière de cette gélatine rouge connue sous le nom *de sang*, dont la pureté fait seule notre force, tout en en calmant l'irritation, et sans avoir recours ni aux frictions camphrées ni aux linimens narcotiques.

Il fallait aussi trouver le moyen d'en dégager, autant que possible, les parties aqueuses, afin d'empêcher la goutte de faire des progrès ou de se former, ce qui peut arriver par la négligence d'une simple douleur rhumatismale dont personne n'est exempt, suivant les dispositions digestives et la qualité du relâchement des eaux, ou suivant la qualité du sang quand la digestion est plus ou moins active.

Ces principes, nous les avons découverts après une vingtaine d'années de méditation, après nous être aidés des conseils de médecins connus par leur talent et leur mérite.

Aucun sacrifice ne nous a coûté ; nous n'avons pas voulu nous borner à un palliatif ni composer une de ces LIQUEURS RÉVULSIVES qui ne font que déplacer le mal, en lui donnant le temps de s'aggraver, et qu'on offre journellement, par des annonces fastueuses, à la triste humanité (1).

Nous ne voulons point faire un secret de notre ANTI-ARTHRITIQUE : ce n'est autre chose qu'un ESPRIT VÉGÉTAL rectifié à quarante degrés, manipulé avec un EXTRAIT DE FLUIDE ANIMAL DOMESTIQUE, et que nous avons remonté à trente-six sur une seule et même SUBSTANCE VÉGÉTALE.

La déflagration de cette composition est si considérable, qu'on peut à peine, sans aucune partie inerte, en obtenir un cinquième du tout. Cette préparation est onctueuse, vivifiante et dé-

---

(1) Il ne faut pas confondre la GOUTTE avec ces simples douleurs rhumatismales qu'on dit et qu'on peut avoir radicalement guéries, par des procédés bien simples, mais qu'on voudrait faire passer pour une GOUTTE caractérisée : la différence est immense, c'est encore une nouvelle ruse du charlatanisme que nous avons reconnue tout récemment et que nous croyons devoir signaler.

purative; elle détache du sang les parties salines et âcres, et les entraîne par l'urine qu'elle stimule (1).

La manière de se servir de notre ANTI-ARTHRITIQUE est claire et simple.

Les épreuves rigoureuses auxquelles nous avons soumis notre composition , les résultats que nous en avons constamment obtenus, nous ont convaincus que c'était le seul et l'unique remède contre ces douleurs rhumatismales et goutteuses qui invalident une si grande quantité de personnes.

Nous avons pensé qu'il était inutile de faire constater par des certificats et *suivant la mode du jour,* les vertus de notre ANTI-ARTHRITIQUE; un remède d'une telle importance, et qui est sans concurrence réelle, doit se recommander de lui-même.

Notre ANTI-ARTHRITIQUE peut être employé avec toute confiance pour les jeunes filles qui

---

(1) On voit que nous n'avons pas puisé notre procédé dans la *nouvelle Monographie de la Goutte,* du docteur Duringe , de l'université de Goettingue , dont nous respectons le mérite. Nous désirons pour M. le docteur que son ouvrage, depuis trop long-temps annoncé par les journaux, ne finisse par avorter sous presse, ce qui ferait croire à ses confrères qu'une telle annonce n'était qu'une adresse d'un nouveau genre pour s'attirer des consultans.

éprouvent des douleurs opiniâtres au moment de l'âge de puberté, et pour les femmes qui ressentent celles dites *de fraîcheur*, ainsi que pour dissiper sans inconvénient les boutons provenant d'échauffement ou d'un sang impur.

Quant aux personnes dont les accès de GOUTTE sont réguliers ou irréguliers, nous leur conseillons, quand même la GOUTTE serait bien invétérée, de l'attaquer pendant qu'elle se trouve divisée ou qu'elle sommeille, et ne pas attendre son retour. Dans ce cas, nous leur conseillons de s'abstenir de café, de liqueurs spiritueuses et de mets salés, qui pourraient échauffer les intestins et mettre en mouvement cette cruelle maladie.

Nous conseillerons aux personnes qui emploient les EAUX DE COLOGNE ET DE MÉLISSE, ainsi que le CYPHI, quelque supérieur qu'il soit à ces eaux, pour se frictionner et s'humecter la tête lorsqu'elles éprouvent des douleurs, de n'en faire usage que très-rarement; car les essences qui entrent dans leur composition, étant amères et acidulées, forment une espèce de corrosif, qui, joint à l'alcohol, a l'inconvénient d'échauffer le sang et d'exciter une irritation dont les suites sont toujours fâcheuses et souvent attribuées à d'autres causes; ces mêmes essences s'insinuant dans les interstices de la suture du crâne, nuisent au diploé ou partie spongieuse vulgairement appelée *cervelle*, et à laquelle une continuelle humidité onctueuse est aussi nécessaire, qu'elle l'est à l'éclat du teint et à la vie de l'homme (1).

MANIERE D'EMPLOYER L'*ANTI-ARTHRITIQUE*.

La veille du jour où l'on voudra commencer à faire usage de l'ANTI-ARTHRITIQUE, il faudra se frictionner le corps, avec la main, et une fois seulement tous les mois avec de l'huile d'amandes douces : une once suffit chaque fois. On se frictionnera également tout le corps avec l'ANTI-ARTHRITIQUE une fois par jour, principalement les jambes et les bras, sans avoir égard où siège la douleur; ensuite plusieurs fois par jour la partie malade, que l'on enveloppera d'un linge fin, imprégné d'huile d'amandes douces, et sur lequel on posera une tranche de veau maigre que l'on recouvrira d'un morceau de toile ou de taffetas gommé. On se tiendra chaudement afin de transpirer.

---

(1) Certain médecin anglais, plus porté que ses confrères pour le lait, a été jusqu'à conseiller aux dames de laver leurs cheveux avec du lait de vache ; mais qu'en est-il résulté ? des douleurs et des migraines continuelles. C'est donc une absurdité que de croire que le lait est convenable à la tête ; il produit des douleurs qui surpassent tout ce que la patience humaine pourrait supporter.

La simple eau distillée sur une certaine quantité de BLANC DE BALEINE produirait un effet non moins insupportable.

Il faudra renouveler l'un et l'autre une fois par jour et jusqu'à ce que la douleur soit dissipée.

Dans le cas où la GOUTTE remonterait, ce qui a été jusqu'à présent un coup de mort, il ne faudra se frictionner que la partie où la douleur cherche à se fixer et au-dessus, après s'être frictionné au préalable tout le corps d'huile d'amandes douces. Les BAINS, dans ce cas, sont indispensables; il faudra les prendre le plus chaud possible, afin d'y transpirer; en en sortant, il faudra s'essuyer avec du linge très chaud, et se tenir ensuite chaudement. En général, on prendra souvent des consommés faits avec de la rouelle de veau et de la tranche de bœuf. Une livre de chaque sur un demi-litre d'eau suffit pour un consommé. On laissera bouillonner le tout sur un feu très doux pendant une demi-heure; on extraira ensuite tout le suc de la viande au moyen d'un linge dans lequel on le pressera. On n'y mettra point de sel. Il faudra boire, après avoir pris ces consommés, chaque fois un verre de bon vin vieux, soit par petites portions, soit à la fois si l'on ne se trouve pas trop mal, ce qui sera préférable aux amères stomachiques et aromatiques dont on fait usage pour fortifier l'estomac, ranimer les digestions, et aider à combattre le levain goutteux, dont l'existence produit ces rhumes catharreux et autres, contre lesquels tous les chocolats de santé et pâtes pectorales, employés seuls, malgré les vertus qu'on leur attribue, sont insuffisans. Après une couple de frictions, il faudra toujours prendre quelques remèdes émolliens, sans pour cela en faire une habitude ; ainsi que quelques BAINS ordinaires (1), et sur-tout s'astreindre à un régime adoucissant et suivre les ordonnances de son médecin.

On aura encore soin de s'humecter tous les trois jours la tête (pour empêcher que le levain goutteux ne s'y porte), avec une cuillerée d'ANTI-ARTHRITIQUE mêlée avec deux cuillerées d'eau ordinaire.

BAINS COSMETIQUES.

Nous avons dit, page 12, qu'il était indispensable de prendre des BAINS, lorsque la GOUTTE remontait. Dans l'intérêt du malade, nous devons dire que les BAINS ordinaires ne sont pas à beaucoup près les plus efficaces contre le levain goutteux, contre l'énervement, et encore moins contre de véritables reliquats de ce genre.

Les BAINS FERRUGINEUX et les BAINS SULFUREUX sont contraires, les BAINS DE VAPEURS ont seuls quelques vertus, mais pour les rhumatismes seulement ; on ne se soucie guère de prendre de ces derniers.

Nous avons trouvé le moyen de préparer des

______

(1) Voir ci-après, pour les BAINS.

BAINS salutaires pour ces indispositions et dont nous avons fait usage nous-même ; mais la difficulté de les préparer, et les sacrifices considérables que nous avons faits pour parvenir à leur perfectionnement, sont des motifs assez grands pour que nous n'en indiquions pas le mode : d'ailleurs ces BAINS COSMÉTIQUES demandent des soins particuliers dans leur préparation, et chacun ne pourrait les établir, faute d'ustensiles nécessaires.

Nous recommanderons ces BAINS particulièrement aux dames, parce qu'ils joignent à l'avantage d'être bienfaisans, la propriété de donner à la peau une souplesse, un velouté admirables, et de conserver souverainement la fraîcheur du teint.

La vertu principale de nos bains est de faire un BEAU SANG, d'assurer le jeu des PORES, de maintenir la mobilité des ARTICULATIONS, en empêchant que les vaisseaux ne s'engorgent, et d'aider à précipiter le levain goutteux.

Les pères et mères qui ont des enfans d'une faible constitution trouveront aussi dans les BAINS COSMÉTIQUES ET ANTI-GOUTTEUX, de grandes ressources pour leur donner du ton, et avancer leur développement.

Les personnes qui désireraient de ces BAINS, devront les commander d'avance, jusqu'à ce que nous ayons pris d'autres mesures et que nous

ayons fait construire les nombreux et vastes AP-
PAREILS que nécessite un pareil ÉTABLISSEMENT
de BAINS.

En attendant et pour éviter la dépense de
BAINS aussi dispendieux, nous avons concentré
l'eau de nos BAINS, de manière que quatre bou-
teilles de cette eau répandue dans un faible BAIN
ordinaire, produisent un excellent effet.

Pour un Bain de propreté, adoucissant et d'a-
grément, une bouteille suffit.

Les personnes qui ne voudraient pas faire les
dépenses de nos BAINS pourront employer notre
eau avec avantage, comme lavages.

Quoique NOTRE EAU soit le produit d'une dis-
tillation végétale rectifiée, elle n'est pas spiri_
tueuse, et cependant on peut lui faire traverser
les mers sans qu'elle s'altère, et la conserver pendant des années, sans qu'elle perde de ses vertus.

———

Notre but, en publiant cette notice écrite sans
fard ni prétention, a été d'être utile à nos sem-
blables, en leur indiquant un PRÉSERVATIF PRÉ-
CIEUX et éprouvé contre cette terrible maladie
nommée GOUTTE, et contre ces cruelles DOULEURS
RHUMATISMALES dont tant de personnes sont af-
fectées ; de faire connaître aux Dames une EAU

(1) Les personnes qui voudraient prendre un intérêt dans
cet établissement devront se faire inscrire chez M. Rivoiron , notre dépositaire.

COSMÉTIQUE, dont la vertu est bienfaisante, et a la propriété de conserver la santé et d'empêcher, par son onctuosité, la peau de se rider.

Notre ANTI - ARTHRITIQUE ainsi que NOS BAINS, ont donc pour but en général de prévenir le dépérissement des organes, pour qu'il ne s'étende pas sur les agens principaux, et ne frappe point le chef; ce qui arrive toujours trop tôt, même à l'extrême décrépitude. Il est d'une vérité incontestable que quiconque conserve sa santé, prolonge sa vie. L'homme peut vivre de longues années; nous avons pour exemples, le nommé ANNIBAL, qui ne mourut, à MARSEILLE, qu'à l'âge de cent vingt-cinq ans; THOMAS PARR, en Angleterre, qu'à cent cinquante-deux ans; et il n'y a pas un si grand nombre d'années, qu'on vit mourir en HONGRIE, un nommé PIERRE CZARTAN à l'âge de cent quatre-vingt-cinq ans, et maints autres qui ont également vécu jusqu'à un âge très avancé.

D'après ces faits, rien ne prouve qu'il ne soit pas possible de vivre aussi long-temps que ces individus; mais le plus intéressant pour nous, c'est, sans contredit, de vivre sans infirmités.

Des PRÉSERVATIFS pour y parvenir sont donc indispensables, et ces PRÉSERVATIFS, nous les avons nommés.

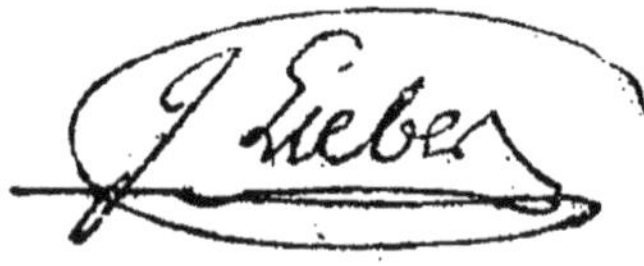

P. S. Les personnes qui , ne se trouvant pas à la portée d'un dépôt de l'ANTI-ARTHRITIQUE ou de l'EAU COSMÉTIQUE, voudraient se procurer ces préparations, peuvent adresser leurs demandes , franches de port , à M. LIEBER, chimiste, à Paris, ou à M. RIVOIRON, rue Pagevin, n° 3, qui les rempliront immédiatement. Quant au paiement, on l'effectue au moyen d'un mandat sur la poste, qu'on joint à la lettre de demande, en y comprenant le prix de l'emballage suivant la demande qu'on peut faire. Les capitaines et pacotilleurs qui exportent outre-mer les articles annoncés dans cette Notice, doivent s'adresser directement à l'auteur ou à son dépositaire à Paris, qui tient également plusieurs autres articles précieux concernant la toilette ,

TELS QUE

LA PRÉPARATION RÉGÉNÉRATRICE , composée d'une Neige et d'une Eau cosmétique, renfermés dans une seule boîte dont le prix est de.. 30 fr.

LA NOUVELLE CRÊME DE BALEINE pour blanchir la peau à l'instant et sans aucun inconvénient, en pots de.. 6 et 12 fr.

EXTRAIT DE JASMIN GREFFÉ pour l'usage de la toilette , le flacon.. 6 fr.

EXTRAIT COSMÉTIQUE DE ROSES.................... 3 50

CYPHI, le flacon .... 3 fr.

CRÊME VÉGÉTALE dite DES PRINCESSES, pour le

teint, et pour faire une main d'une blancheur de lys.

Les deux vases qui la contiennent sont renfermés dans une boîte dont le prix est de 125 fr.

M. LIEBER, auteur de ces produits chimiques, vient de découvrir un nouveau procédé pour fabriquer l'Eau de Cologne, au moyen duquel cette Eau reste bien plus chargée de substances végétales, et malgré cela elle ne présente point cette nuance jaunâtre qu'elle a toujours lorsque l'on fait dissoudre les essences dans l'esprit-de-vin, procédé que l'on emploie généralement à Paris et à Cologne. Cette Eau de Cologne, mêlée avec l'eau ordinaire, donne un lait virginal plus moëlleux et d'une blancheur plus belle que celle que l'on obtient avec les Eaux de Cologne dites de première qualité. Néanmoins, et quoique la fabrication de ces Eaux soit plus compliquée, les résultats permettent de la donner à un prix bien plus bas que ceux auxquels on la donne partout ailleurs. Ainsi, MM. les Commissionnaires et Marchands qui auraient de fortes commandes, pourront les remplir sans crainte, et nous leur garantissons que leurs Consommateurs seront très-satisfaits de cette nouvelle fabrication.

PRIX :

DE L'ANTI-ARTHRITIQUE,   25 fr. le flacon.

DE L'EAU COSMÉTIQUE,   3   la bouteil.

Chaque flacon ou bouteille est revêtu de notre cachet et signature ci-dessus.

Notre dépôt général, pour PARIS, est chez M. RIVOIRON, rue Pagevin, n° 3, au 1er, près celle Coq-Héron, et pour les Départemens, chez MM. les Pharmaciens ci-après :

A	Aix,	chez *Evrard.*
»	Abbeville,	*Gerville.*
»	Aubusson,	*Pépin* jeune.
»	Angoulême,	*S. Gauthier.*
»	Avignon,	*Sales* fils.
»	Agen,	*Cruzel.*
»	Alençon,	*Desnos.*
»	Amiens,	*Cheron.*
»	Annonay,	*Dufour.*
»	Argentan,	*Pépin.*
»	Arles,	*Aimé Dumas.*
»	Arras,	*Bregeant.*
»	Auxonne,	*Gastinel.*
»	Avranches,	*Lansard-Desjardins.*
»	Béziers,	*E. Vergues.*
»	Brest,	*L. Bernard.*

A Bagnères-le-Bi-
    gore,   chez *Lavigne.*
» Bar-le-Duc,   *Picquot.*
» Bayonne,   *Lebeuf.*
» Beaucaire,   *Valadier.*
» Beauvais,   *Bellanger.*
» Belfort,   *Deschamps.*
» Besançon,   *Londier.*
» Blois,   *Jacquet-Hadou.*
» Bordeaux,   *Tapie.*
» Boulogne,   *Dutertre-Yvar.*
» Buenos-Ayres, *Labrue.*
» Chartres,   *Barbier.*
» Caen,   *Frilay.*
» Clermont-Fer-
    rand,   *Mazucho.*
» Colmar,   *Duchamps-Haffner.*
» Châteauroux, *Boissart.*
» Cadillac,   *Bonnefoux.*
» Calais,   *Berquier-Gatteblé.*
» Cambray,   *Leroy,* droguiste.
» Castres,   *Dupuy* et *Labalut.*
» Chalons - sur -
    Saône,   *Suchet.*
» Chartres,   *Amy.*
» Channy,   *Lebret-Legrand.*
» Cherbourg,   *Godefroy.*
» Condom,   *Manas.*

A Coutances, chez *Devaux.*
»   Dijon,   *Voituret.*
»   Dunkerque,   *Stival.*
»   Dieppe,   *Tinel-Hérault.*
»   Elbeuf,   *Dehais.*
»   Évreux,   *Boutigny.*
»   Falaise,   *Ailiot.*
»   Fougères,   *Barbedette.*
»   Granville,   *Corbeau.*
»   Gannat,   *Sauvage.*
»   Grenoble,   *Eymard*, Grande rue, n° 10.
»   Guinganp,   *Aldebert.*
»   Issoudun,   *Baudier.*
»   La Rochelle,   *Castel.*
»   Laon,   *Vaudin.*
»   Laval,   *Mulot.*
»   Le Hâvre,   *Labbé-Desfontaine.*
»   Le Mans,   *Leroy* fils aîné.
»   Lille,   *Coustenoble.*
»   Limoges,   *Reculès* cadet.
»   Limoux,   *Ay.*
»   Lisieux,   *Mondebard.*
»   Lorient,   *Garnier.*
»   Lyon,   *Roman*, place des Terreaux.
»   Mâcon,   *Garnier.*
»   Metz,   *Roussel.*
»   Moulins,   *Perreuil.*
»   Mulhausen,   *Masson.*

A Munich, chez *Gustave Schulze.*

» Montpellier, *Vergues* aîné, rue de l'Aiguil-
    lerie.

» Montauban, *Martres*, Grande rue Ville-
    nouvelle, n° 67.

» Marseille, *Thumin*, rue de Rome, n° 46.

» Meaux, *Lugan.*

» Morlaix, *Danet.*

» Nancy, *Suard.*

» Nantes, *Vidie* et compagnie.

» Nîmes, *Froment.*

» Niort, *Louvet.*

» Orléans, *Montagnier.*

» Péronne, *Lévéque.*

» Perpignan, *Ferrer*, rue des Marchands,
    n° 12.

» Poitiers, *F. Desaux.*

» Le Puy, *Tardy.*

» Pau, *Bras* et *Bidot.*

» Pont-S.-Esprit, *Mermet.*

» Rouen, *Isidor-le-Brest.*

» Rennes, *Leclere.*

» Rennes, *Détouche.*

» Reims, *Villain.*

» Rhodez, *Azemar.*

» Rochefort, *Pelletier.*

» Romorantin, *Ruzelm.*

» Sédan, *Barbet.*

A St-Brieux, chez *Frogé.*
» Saint-Dié,   *Michel.*
» Saint-Mâlo,   *Béatrix.*
» Saint-Omer,   *Dumart.*
» Saint-Lô,   *Doray.*
» Saint-Quentin,   *Lebret.*
» Saint-Servan,   *Fontaine.*
» Saintes,   *Saucon.*
» Saumur,   *Rossignol.*
» Tarbes,   *Bourrion.*
» Toul,   *Moineville.*
» Toulon-s^r-Mer, *Courmes.*
» Toulouse,   *Bon.*
» Tours,   *Dubreuil-Friche.*
» Turin,   *Barricalla.*
» Valenciennes,   *Ponsart.*
» Valence (Drô-
      me),   *Accarie*, pharmacien du Roi.
» Vendôme,   *Chautard.*
» Verdun - sur-
      Meuse,   *Tristant.*
» Vesoul,   *Barbier.*
» Villefranche,   *Bousquet.*
» Vitry-le-Fran-
      çais,   *Tausserai.*
» Guadeloupe
      (Indes-Occ.) *Rosier* et compagnie.

(24)

Pour l'étranger, *la Notice se trouve :*

chez

A	Amsterdam,	*Van-Galick, Dufour* et Cie.
»	Anvers,	*Lepoitevin.*
»	Berlin,	les frères *Arnoux.*
»	Bruxelles,	*Lecharlier, Baudouin.*
»	Francfort,	*Rurrefeld.*
»	Gênes,	*Aferrando.*
»	Genève,	*Paschoud, Barbezac* et Cie.
»	Hambourg,	*Théodore Menschel.*
»	Leipzick,	*Barth.*
»	Lisbonne,	*Rey.*
»	Londres,	*Treuttel et Würtz.*
»	Madrid,	*Perez.*
»	Milan,	*Vincenzo.*
»	Munich,	*Negrioli.*
»	Naples,	*Borel.*
»	New-Yorck,	*Berard* et *Monton.*
»	Rotterdam,	*Arbon* et *Knap.*
»	S.Pétersbourg,	*Schweschnikow.*
»	Varsovie,	*Veltuzen.*
»	Vienne,	*Artaria* et compagnie.
»	Washington,	*Bovie* et *Kurtz.*

Le sieur Libber se charge de tous achats et commissions moyennant un pour cent de provision.

www.ingramcontent.com/pod-product-compliance
Ingram Content Group UK Ltd.
Pitfield, Milton Keynes, MK11 3LW, UK
UKHW022245070726
13613UKWH00005B/2123